AF363977

Tc $\frac{23}{26}$

LETTRE

ADRESSÉE A

M. LE BARON THÉNARD,

MEMBRE DE L'INSTITUT (ACADÉMIE DES SCIENCES), VICE-PRÉSIDENT DU CONSEIL ROYAL DE L'INSTRUCTION PUBLIQUE, COMMANDEUR DE L'ORDRE ROYAL DE LA LÉGION-D'HONNEUR, MEMBRE DU COMITÉ CONSULTATIF DES ARTS ET MANUFACTURES, ASSOCIÉ DE L'ACADÉMIE DE MÉDECINE, INSPECTEUR DE L'ACADÉMIE DE PARIS, PAIR DE FRANCE, ETC., ETC.

Par son Élève,

J.-N. GANNAL.

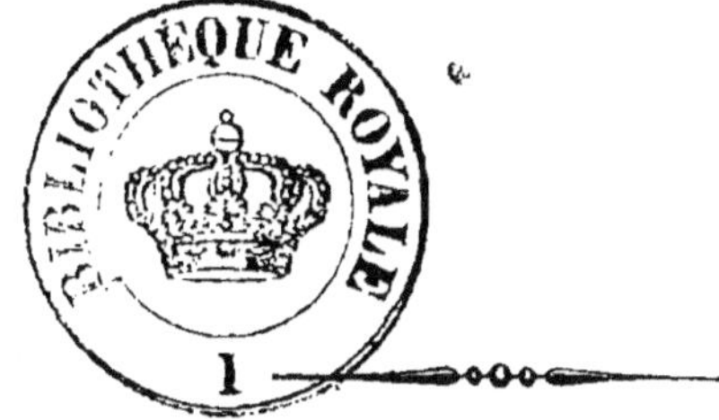

PARIS.

IMPRIMERIE DE TERZUOLO, RUE MADAME, 30.

1841

A

M. LE BARON THÉNARD,

MÉMBRE DE L'ACADÉMIE DES SCIENCES,

Président de la Commission de la gélatine.

Monsieur le Baron.

Tous les hommes éclairés reconnaissent en vous le propagateur le plus actif, le plus savant, des études chimiques dans notre pays; les chimistes s'inclinent devant vous, et vous honorent avec raison comme leur maître; les plus hautes dignités se sont accumulées sur votre personne, sans que pas un ait pensé à s'en plaindre. A l'Académie des Sciences, à la Sorbonne, au Conseil Royal de l'instruction publique, votre parole fait autorité. Partout, monsieur, et auprès de tous, le haut rang que vous occupez, et dans la science et dans la société, semble une juste récompense de votre savoir, de votre probité, de l'amour de la justice et de la vérité qui vous anime.

Ce n'est pas sans un juste orgueil que je me rappelle avoir été l'un de vos élèves; que je me sens aujourd'hui, comme autrefois plein d'admiration pour les productions de votre esprit, pour la fermeté et la droiture de votre caractère. Il est beau assurément pour un homme arrivé si haut, d'être l'enfant de ses œuvres; c'est une distinction précieuse, un véritable titre de noblesse, monsieur le Baron.

Mais en ce temps, tout comme par le passé, le vieil adage est vrai: *Noblesse oblige*. Aussi, parvenu au faîte des honneurs et des dignités, vous ne pouvez oublier les sentiments et les pratiques qui vous y ont conduit; la règle de votre vie doit rester ce qu'elle fut au début: *Amour de la justice et de la vérité, efforts persévérants pour faire triompher et régner l'une et l'autre;* voilà le principe de vos actions. — Il est bien entendu que les limites de ce devoir ne dépassent point les études de votre vie, les objets de votre compétence, et que là seulement il vous est imposé. — *Mais là, il vous est imposé.*

Président de la commission de la gélatine à l'Académie, vous avez pris connaissance des travaux qui avaient précédé les vôtres; vous vous êtes tenu au courant des expériences et de leurs résultats. Vous savez quelles recherches j'ai faites sur les propriétés alimentaires de la gélatine; combien elles étaient directes : j'ai essayé de nourrir de cette substance moi et ma famille; j'ai repris plusieurs fois ces essais, et chaque fois, je ne les ai interrompus que lorsque les tortures de la faim et les accidents produits par son action délétère m'en faisaient une loi. La persévérance que j'ai mise à poursuivre, jusque dans ses dernières limites, la question de la nutrescibilité de cette substance, témoigne hautement de mon amour de la science, et me donne quelques droits à votre attention; vous savez, monsieur le président, qu'en déduction rigoureuse de mes expériences sur les miens, sur moi-même et sur des animaux, j'ai pu établir que les propriétés alimentaires de la gélatine sont *nulles au moins.*

De plus, dans la commission que vous présidez, vous avez eu l'occasion de constater la mort de plusieurs centaines de chiens, qu'on a vainement essayé de nourrir avec la gélatine: ces animaux sont tous morts dans le dernier degré de marasme; les uns en mangeant la gélatine; les autres en la délaissant, quoique tourmentés par la faim.

Cet ensemble de faits, réuni aux protestations énergiques et répétées de savants distingués, tels que MM. Donné et Sérullas, n'a pu passer sous vos yeux sans laisser dans votre esprit quelque doute sur les propriétés alimentaires de la substance en question, peut-être même sans détruire entièrement votre confiance dans ces propriétés.

Nécessairement vous ne pouvez affirmer que LA GÉLATINE EST *un bon aliment*, pas même *qu'elle est un aliment.* Eh bien! monsieur le président, je viens vous demander, avec le respect le mieux senti, s'il ne vous paraîtrait point convenable de prendre l'initiative pour réclamer, jusqu'à plus ample information, la suppression provisoire de la gélatine dans le régime alimentaire des malheureux malades des hôpitaux? Cette réclamation même ne paraîtra-t-elle pas un devoir au savant, au président de la commission de la gélatine, à l'homme probe et ferme que vous êtes? — *Non*, me direz-vous, *il ne m'appartient point de faire cette démarche :*

1° Le rapporteur, organe officiel de la commission, est, plus que personne, obligé, s'il y a lieu, à solliciter cette décision.

2° L'Académie a entendu le rapport et les conclusions, elle peut, s'il lui convient, la provoquer.

3° Le ministre de l'intérieur, et le ministre du commerce chargé de veiller à la salubrité publique, ont eu connaissance du travail et peuvent la prendre.

Ces objections m'ont paru à tel point sérieuses au début, que je n'ai pas songé à recourir à votre haute intervention ; j'ai attendu, j'ai agi sans vous importuner jusqu'ici. — Enfin, je crois avoir réuni un ensemble de faits capable de faire cesser votre réserve et de mettre un terme à votre silence. Ayez la bonté, monsieur le président, de suivre avec moi les solutions des objections qui précèdent.

1° *Le rapporteur, organe officiel de la commission, est, plus que personne, obligé, s'il y a lieu, à solliciter la suppression provisoire de la gélatine dans le régime alimentaire des malades des hôpitaux.*

Assurément la proposition est incontestable ; mais si, de ce que M. le rapporteur n'a point sollicité cette suppression, on concluait qu'il n'y avait point lieu de le faire, on serait dans une erreur bien grave : l'exposé des faits va vous le prouver.

Il y a une quinzaine d'années, des hommes sérieux contestèrent les propriétés alimentaires de la gélatine ;

un travailleur, chimiste manufacturier, comme le dit
M. le rapporteur, fit connaître des expériences direct ,
d'où il résultait que les propriétés alimentaires la
gélatine *étaient nulles au moins.* L'autorité voulut avoir
l'opinion de l'Académie des Sciences sur cette question
importante; une commission fut nommée, des expériences furent faites par cette commission. Douze cents
chiens environ ont laissé leur vie dans ces épreuves; ils
sont morts desséchés, les uns en mangeant la gélatine,
les autres la regardant de côté, quoique tourmentés par
la faim. M. le rapporteur a vu toutes ces cruelles et
longues agonies; de plus, en 1831, il y a dix ans, ce
même rapporteur n'hésitait pas à signer un manifeste
fulminant (1) contre la gélatine, que repoussaient à l'u-
nanimité les médecins de l'Hôtel-Dieu; il s'associait à la
mesure qui faisait supprimer là la gélatine dans le régime alimentaire des malades. Eh bien! monsieur le
président, que résulte-t-il, à votre avis, de cet ensemble de faits?

La gélatine, dont l'usage alimentaire a mis en danger
la vie du chimiste Gannal, relèvera-t-elle les forces
épuisées des malades de l'hopital Saint-Louis? — Non.

La gélatine, qui a tué douze cents chiens aux mains
de la commission de l'Académie des Sciences, fera-t-elle
vivre les malades et les convalescents des classes pau-

(1) Voir, à la suite de cette lettre, le rapport des médecins de l'Hôtel-Dieu sur l'emploi de la gélatine.

vres? Non ; on ne peut dire ces choses, ce serait du Cagliostro.

La gélatine, repoussée comme nuisible à l'Hôtel-Dieu en 1831, est-elle salutaire à l'hopital Saint-Louis et ailleurs en 1841 ? — Non.

Ce qui résulte de cet ensemble de faits, monsieur le président, je vais vous le dire.

1° QUE LA GÉLATINE N'EST POINT ALIMENTAIRE : la commission l'a déclaré ;

2° Que M. Magendie croirait la gélatine nuisible à l'Hôtel-Dieu, et partout ailleurs inoffensive ou salutaire ;

3° Que M. Magendie *académicien* aurait une opinion opposée à celle de M. Magendie *médecin ;*

4° Que M. Magendie, humain et compâtissant auprès de ses malades de l'Hôtel-Dieu, ne serait plus le même à l'Institut ;

5° Qu'enfin, M. Magendie aurait eu pour motif des contradictions dans sa conduite... — Non, je ne dirai point cela cette fois-ci ; j'attendrai votre réponse, monsieur le président, bien convaincu que la première objection n'existe plus dans votre esprit.

Avant de passer à la seconde objection, je prendrai la liberté d'appeler votre attention sur quelques faits étranges, mais de second ordre, survenus dans le cours des travaux de la commission.

La durée de ces travaux a été longue ; mais ils étaient depuis long-temps terminés, au moins en ce qui concerne la gélatine, et le rapport ne se faisait pas : en vain je fatiguais l'Académie d'incessantes réclamations; en vain le ministre de l'intérieur demandait les conclusions relatives à l'économie publique, le rapporteur restait muet : et, comme jouissant intérieurement de sa gloire, il se reposait sur ses nombreux trophées, au milieu de cette armée de malheureux quadrupèdes non point décimés, mais détruits jusqu'au dernier par la gélatine. — Vous n'aurez point été sans vous demander souvent, monsieur le président, la cause qui enchaînait la parole de votre rapporteur. — Pouvait-il s'imaginer que la question était de peu d'importance? Non, assurément, lui surtout qui voyait les chiens mourir de l'alimentation donnée aujourd'hui encore aux malades de plusieurs hôpitaux. — Espérait-il que le temps, qui change tout, détruit tout dans son cours naturel, emporterait quelqu'un des hommes intéressés à cette grave question, et que la mort lui rendrait la liberté d'opinion? Ceci est certainement difficile à supposer : M. Magendie savait bien qu'aucun des partisans de la gélatine n'était assez mal avisé pour se nourrir de cette substance *si succulente*. — Pourquoi donc M. Magendie se taisait-il? — Il se taisait. —

Lorsqu'enfin M. Magendie, pressé de toutes parts, vint rompre le silence, tout le monde s'attendit à entendre un rapport sur les propriétés alimentaires de la gélatine, tout le monde s'attendit à avoir enfin la solution positive de cette question : *La gélatine doit-elle ou ne doit-elle pas être employée comme aliment dans les hôpitaux?*

Le rapporteur, cependant, ne dit rien de cela, au grand étonnement de tous; l'Académie, consultée formellement sur les propriétés alimentaires de la gélatine, son rapporteur vint rendre compte de recherches non terminées sur l'alimentation, avec promesse de les continuer : *risum teneatis!*.....

Le rapport lu à l'Académie est-il l'expression fidèle des expériences faites au Collège de France? — Pourquoi l'honorable M. Chevreul a-t-il voulu ne plus faire partie de la commission? Pourquoi M. Darcet s'y trouvait-il? — Ah! je vous en supplie, monsieur le président, demandez la suppression provisoire de la gélatine dans le régime alimentaire des hôpitaux : les malheureux qui la prennent vous seront reconnaissants, et vous aurez rendu service à MM. Darcet et Magendie.

Examinons toutefois si la seconde objection ne serait pas de nature à vous retenir :

2° *L'Académie a entendu le rapport et ses conclusions, elle peut, s'il lui convient, provoquer la décision.*

Oui, il est bien vrai que l'Académie, s'il lui convient, peut provoquer la décision. — Mais cette démarche peut-elle lui convenir? Suivons : pénétrée de l'importance de la tâche qu'elle remettait à sa commission, elle en a choisi les membres, ou au moins presque tous les membres, de manière à réunir ce que la science possède de plus considérable, de plus justement honoré; elle a concentré sur la question un admirable faisceau de lumières; et, après cet accomplissement consciencieux d'un devoir, elle a attendu avec confiance l'exposé des

recherches et les conclusions. Lorsque le temps de connaître le travail du rapporteur a été venu, elle a écouté
avec attention sa lecture. A-t-elle été parfaitement sa-
tisfaite? la chose n'est pas croyable; — mais vous voyant
là, monsieur le baron, président d'une commission où se
trouvent plusieurs hommes d'un mérite éminent et d'un
caractère éprouvé, comment voulez-vous que l'Académie songe à prendre sur vous les devants? Vous êtes, à
ses yeux, arbitre souverain; il en doit être ainsi. — Et
de là il résulte que le motif noble qui tient l'Académie
dans le silence est précisément celui qui doit vous faire
parler. Ah! si, par malheur, elle n'eût choisi pour la
représenter, que de ces hommes qui, là sont d'une opinion, ici d'une autre, d'un côté rodomonts avec les
petits et les faibles, de l'autre faciles et conciliants avec
les gros et les puissants, croyez-le bien, monsieur le président, si l'Académie eût fait un tel choix, si elle eût
pu le faire, dès long-temps elle eût parlé.

Ici encore, je vois que c'est pour vous un devoir de
réclamer la suppression de la gélatine dans le régime
alimentaire des hôpitaux; et j'en reste d'autant mieux
convaincu, que j'ai de meilleures raisons à opposer à la
troisième objection.

3° *Le ministre de l'intérieur, chef suprême des hôpitaux, et le ministre du commerce, chargé de veiller
à la salubrité publique, ont eu connaissance du travail
de la commission et peuvent prendre la décision.*

Lorsque j'eus entendu le rapport, *la gélatine décla-
rée non alimentaire*, il me vint aussitôt à l'esprit que la

question était jugée, et je m'en réjouis pour les pauvres. Le pouvoir exécutif, me disais-je, sans un effort de génie bien grand, comprendra qu'on ne peut pas donner comme *aliment* une substance reconnue *non alimentaire;* ce même pouvoir exécutif, sans un effort d'honnêteté bien grand, comprendra qu'il est de son devoir d'ordonner la suppression de la gélatine dans le régime alimentaire des hôpitaux; il se hâtera même d'ordonner cette réforme.

Je raisonnai de la sorte, et, content de mes conclusions, je me tins l'œil et l'oreille aux aguets pour voir paraître cette mesure d'humanité, pour entendre démolir ces appareils d'une alimentation menteuse. Mon attente n'était pas sans quelque émotion, sans quelque impatience; je me sentais personnellement intéressé, sous le rapport scientifique, dans toute cette affaire, et je n'en étais que plus pressé.

Les ministres me semblant peu expéditifs, j'eus l'idée que les affaires trop nombreuses les avaient empêchés de prendre connaissance des faits, et je me crus obligé de les leur soumettre.

Voici l'exposé succinct de mes démarches, et leurs résultats :

1° Lettre au ministre du commerce tendant à obtenir la suppression du bouillon de gélatine dans le régime alimentaire des hôpitaux;

2° Réponse du ministre qui me remercie de ma sollicitude pour les pauvres, et me renvoie au ministre de l'intérieur;

3° Lettre au ministre de l'intérieur pour le même objet;

4° Réponse du ministre, qui, ne voulant point prendre la responsabilité de la mesure, attend la décision de l'Académie, et me renvoie d'ailleurs au ministre de l'instruction publique.

De ce côté encore, monsieur le président, l'objection me renvoie à vous, et, je vous le dis franchement, jamais je n'eus plus d'espoir de voir terminer enfin cette affaire. Plusieurs fois nous vous avons entendu dire, avec une conviction profonde, à l'Académie, qu'il fallait avoir le courage d'exposer la vérité tout entière : qu'il en soit ainsi dans cette circonstance; que M. le président de la commission de la gélatine prenne enfin la parole, la justice, quoique tardive, viendra frapper les philanthropes équivoques et détruire leurs machinations.

J'ai l'honneur d'être, avec le plus profond respect,

Monsieur le Baron,

Votre très-humble et très-obéissant serviteur,

J.-N. GANNAL,
rue de Seine, 6, Faub. St.-Germ.

Toutes les lettres ministérielles que j'ai reçues à ce sujet et concernant l'Académie des Sciences ayant été envoyées par moi à l'Institut, je ne puis en donner ici de copie.

Je livre à la publicité une partie de celles qui ont rapport à l'Académie de Médecine; je fais cette publication avec d'autant plus de plaisir, que le ministre sera à même de constater le zèle que porte cette Compagnie savante aux communications officielles, puisqu'il est de notoriété publique qu'elle ne s'est jamais occupée de la question.

MINISTÈRE DU COMMERCE.

BUREAU SANITAIRE. — SEINE. — MÉMOIRES ET DÉCOUVERTES.
RÉCEPTION, AVIS, N° 1793.

Paris, le 7 octobre 1834.

Monsieur, j'ai reçu avec la lettre que vous m'avez fait l'honneur de m'écrire, le Mémoire que vous avez composé pour prouver que la gélatine n'est point une substance nutritive.

Je viens de transmettre ce document à l'Académie royale de Médecine, que j'ai dernièrement consultée sur la question dont il s'agit. Cette Compagnie est, vous le savez, le conseil légal du gouvernement en pareille matière ; j'attendrai donc son rapport avant de prendre aucun parti sur la question.

Agréez, Monsieur, l'assurance de ma considération distinguée.

Pour le Ministre, et par autorisation,

Le maître des requêtes secrétaire général,

L. VITET.

M. GANNAL, rue de Seine, 32, Faub. St.-Germ.

MINISTÈRE DU COMMERCE.

BUREAU SANITAIRE. — SEINE. — MÉMOIRES ET DÉCOUVERTES.
RÉPONSE A DES OBSERVATIONS. — N° 2028.

Paris, le 18 octobre 1834.

Monsieur, j'ai reçu les observations que vous m'avez adressées le 8 de ce mois, par suite du renvoi que j'ai fait à l'Académie royale de Médecine de votre Mémoire sur la gélatine et ses propriétés.

L'Académie devant, d'après l'ordonnance de son institution, être consultée sur tout ce qui intéresse la santé publique, et les questions que vous avez soulevées se rattachant étroitement à cet important objet, il m'est impossible de former en dehors de cette Compagnie savante, comme vous le demandez, une commission chargée de résoudre le problême des inconvénients ou des avantages de l'emploi de la gélatine comme substance alimentaire. Mais vous pouvez, Monsieur, présenter aux commissaires de l'Académie telles observations que vous jugeriez propres à éclairer et accélérer le travail dont ils auront à s'occuper à ce sujet, et je vous invite à user de ce moyen.

Recevez, Monsieur, l'assurance de ma parfaite considération.

Pour le Ministre et par autorisation,

Le maître des requêtes secrétaire général,

L. VITET.

M. GANNAL, rue de Seine, 32, Faub. St.-Germ.

MINISTÈRE DU COMMERCE.

BUREAU SANITAIRE. — AVIS. — N° 2564.

Paris, le 14 novembre 1834.

Monsieur, d'après ce que vous me dites dans votre lettre du 1er novembre, du retrait de la demande formée par la Compagnie Hollandaise, et de l'abandon de la question qu'elle avait soulevée, *je viens de renouveler à l'Académie royale de Médecine* L'INVITATION FORMELLE *de se prononcer sur les qualités nutritives de la gélatine.* L'examen de votre travail se lie naturellement à l'examen de ce point important. J'aurai donc soin de vous communiquer, en temps utile, les conclusions du rapport qui me sera adressé par l'Académie.

Agréez, Monsieur, l'assurance de ma parfaite considération.

LE MINISTRE DU COMMERCE.

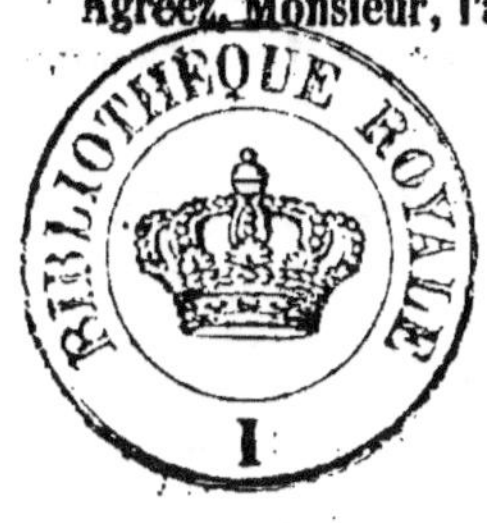

Pour le Ministre et par autorisation,

Le maître des requêtes secrétaire général,

L. VITET.

M. GANNAL, rue de Seine St.-Germain.

MINISTÈRE DU COMMERCE.

MÉMOIRES ET DÉCOUVERTES. — GÉLATINE. — BUREAU SANITAIRE. — SEINE. AVIS DU RAPPEL D'UNE DEMANDE DE RAPPORT. — N° 469.

Paris, le 8 février 1836.

Monsieur, je viens de rappeler à l'Académie royale de Médecine la demande que je lui ai faite en 1834, d'un rapport sur le Mémoire par lequel vous avez voulu prouver que la gélatine ne possède pas les qualités nutritives qu'on lui a attribuées. J'insiste fortement pour que ce rapport me soit adressé prochainement, et je ne manquerai pas de vous en faire connaître les conclusions en temps utile, suivant le vœu que vous m'avez exprimé.

Je vous accuse réception de quatre exemplaires d'une lettre sur le même sujet, que vous avez fait imprimer et que vous avez bien voulu m'adresser en communication le 29 janvier dernier.

Agréez, Monsieur, l'assurance de ma considération distinguée.

Pour le Ministre et par autorisation.

Le maître des requêtes secrétaire général,

L. VITET.

M. GANNAL, rue des Grands-Augustins, 23.

RAPPORT

des médecins, chirurgiens et pharmaciens
de l'Hôtel-Dieu.

ARTICLE II.

DE LA GÉLATINE EXTRAITE DES OS, ET DU BOUILLON DANS LEQUEL ELLE EST INTRODUITE, CONSIDÉRÉS COMME ALIMENTS.

La dissolution gélatineuse employée à faire le bouillon des malades de l'Hôtel-Dieu, s'extrait en soumettant à l'action de l'eau en vapeur les os qui proviennent de la viande consommée dans la maison. Ces os ont déjà subi deux décoctions : la première, le matin, pour faire le bouillon ordinaire, et la deuxième, le soir, pour faire le bouillon du soir, dit *bouillon maigre*. Après avoir dépouillé avec grand soin ces os des cartilages et fibro-cartilages qui leur adhèrent, on les brise et on les dépose dans des cylindres de fonte, dans lesquels on fait arriver l'eau en vapeur; ils y restent exposés à son action pendant quatre jours. Cette vapeur est élevée à la température de 104 à 105° centigrades; elle est incessamment ramenée à l'état liquide, par l'introduction continuelle dans les cylindres d'une petite quantité d'eau froide, qui arrive dans une capsule, où elle s'échauffe à la vapeur qui a été introduite par la partie inférieure du cylindre, et qui a traversé toute la masse des os. Cette vapeur condensée se joint à l'eau qui s'écoule de la capsule remplie par l'arrivée continuelle du nouveau liquide, et traverse les os en dissolvant la gélatine, avec laquelle elle s'écoule par le robinet de la partie inférieure de chaque cylindre. La dissolution gélatineuse qui distille ainsi est exposée au refroidissement à l'air libre et déposée dans des vases de fer blanc, chacun de la contenance de cinquante litres, qui ont été nettoyés avec le plus grand soin. Le jour même cette dissolution gélatineuse est portée dans la marmite, et employée à faire le bouillon.

Le premier produit de l'action de la vapeur sur les os est de la graisse, qui s'en sépare par le refroidissement de l'eau gélatineuse. Cette graisse est aussi recueillie avec de grandes précautions, et employée pour apprêter les légumes et pour faire le bouillon du soir.

Les précautions les plus grandes sont prises pour assurer le succès de ces opérations et la bonne qualité de leurs produits. Les os dont on extrait la gélatine proviennent de la viande consommée la veille ; ils sont nettoyés avec un grand soin, et ils ne répandent aucune odeur désagréable lorsqu'on les introduit dans les cylindres ; la dissolution gélatineuse est reçue dans des vases cylindriques de fer blanc, qui ne présentent aucune anfractuosité, et sont aussi facilement lavés ; on la dépose, après qu'elle est refroidie, dans une pièce voûtée, ouvrant au nord, très-fraîche à cause du voisinage d'un réservoir, et dans laquelle les variations de la température atmosphérique ne se font pas sentir.

Le bouillon des malades se prépare avec la dissolution gélatineuse, de la manière suivante : on verse successivement dans la marmite 400 litres de solution gélatineuse et 200 litres d'eau, on y ajoute 120 kilogrammes de viande et 15 à 18 kilogrammes de légumes. Cette marmite, ainsi remplie à quatre heures du matin, est chauffée à feu nu ; elle commence à bouillir vers les six heures, et reste en ébulition jusqu'à dix heures. On estime la quantité de liquide soustraite par la vaporisation, au douzième de la quantité totale du liquide déposé dans la marmite.

Le bouillon ainsi préparé est destiné aux malades seulement, car c'est pour eux seuls que la solution gélatineuse est employée.

Le bouillon du soir, destiné aux malades, se prépare en faisant bouillir pendant trois ou quatre heures, dans 50 litres d'eau gélatineuse et 250 litres d'eau pure, les os qui proviennent de la viande qui a servi le matin à faire le premier bouillon, et des viandes grillées et roties consommées dans la maison. Ces os pèsent de 25 à 28 kilogrammes ; on y ajoute 20 kilogrammes de légumes et 2 kilogrammes de graisse extraite des os par la vapeur.

Nous avons examiné attentivement les substances qui entrent dans la préparation de ces aliments ; plusieurs de nous ont été chargés de faire exécuter cette préparation sous leurs yeux. Nous avons interrogé séparément, à différentes fois, et plusieurs d'entre nous en particulier, les personnes employées à faire le bouillon, les religieuses qui le distribuent, les infirmiers des salles, les malades les plus intelligents, qui n'avaient aucune donnée sur l'objet de nos recherches.

Voici le résultat de cette enquête :

L'eau gélatineuse extraite de l'appareil, examinée chaude, a une odeur fade, légèrement nauséabonde, qui participe de l'odeur de l'eau de tripes.

La graisse chaude extraite des os par la vapeur, a une odeur fade, nauséabonde, comme celle de la solution gélatineuse.

Ces deux substances perdent, en partie, par le refroidissement, leur odeur nauséabonde.

La saveur de l'eau gélatineuse est nauséabonde, désagréable, sans sapidité ; il en est de même, mais à un moindre degré, de la saveur de la graisse extraite des os par la vapeur ; le refroidissement de ces substances leur fait perdre, à un certain degré, de cette saveur désagréable, mais ne la leur enlève pas complètement. Cette saveur nauséabonde se conserve long-temps dans la bouche.

La dissolution gélatineuse, à sa sortie du récipient de l'appareil, est incolore, légèrement visqueuse au toucher ; déposée dans des vases où elle est conservée, elle devient légèrement louche. A cet état, elle a déjà une saveur et une odeur plus désagréables, sans être cependant encore fétide : telle elle est toujours lorsqu'elle est employée pour la confection du bouillon.

La saveur et surtout l'odeur, semblables à celles de l'eau de tripes, se conservent après qu'on a ajouté du sel à la dissolution gélatineuse. La liqueur doit à cette addition de la sapidité, qui ne suffit pas pour détruire la saveur et l'odeur que nous lui avons reconnues. La saveur est mieux dissimulée lorsque, outre le sel, on ajoute à cette dissolution du caramel (mélasse brûlée) avec lequel on colore le bouillon : ce caramel est d'une saveur très-amère ; il colore l'eau gélatineuse en jaune doré.

Si le temps est nuageux, si les vases dans lesquels on dépose la dissolution gélatineuse ne sont pas nettoyés avec un très-grand soin, cette dissolution se putréfie en quelques instants. Ce n'est plus seulement alors un liquide aigre comme le bouillon ordinaire récemment altéré, c'est un liquide trouble, répandant une odeur fétide de boyauderie, très-pénible à supporter. La dissolution gélatineuse, naturellement alcaline, est aussi devenue acide.

Il y a long-temps qu'on sait que la gélatine, qui se conserve si long-temps à l'état sec, à l'abri de l'humidité, devient, par sa seule dissolution dans l'eau, la substance animale la plus putréfiable.

La putréfaction facile de l'eau gélatineuse a été remarquée dans tous les lieux où l'on extrait la gélatine des os par la vapeur. Elle a été constatée par M. d'Arcet, dans son instruction sur les précautions à prendre dans l'extraction de la gélatine des os : « La dissolution gélatineuse, dit-il, se conserve difficilement si on ne la sale pas, ou si l'on n'y ajoute pas un léger excès d'acide; il faut éviter, autant qu'on le peut, de conserver la dissolution gélatineuse : elle doit être employée sur place, et pour ainsi dire au fur et à mesure de sa production. » La dissolution gélatineuse est déposée, à l'Hôtel-Dieu, dans la marmite à quatre heures du matin ; elle a été préparée dans la nuit et la veille dans la soirée; car la gélatine dissoute qui y est produite après quatre heures du matin jusqu'à midi, constitue les cinquante litres de dissolution qui servent à faire le bouillon du soir. Il arrive quelquefois que cette dissolution, au moment de la mettre le matin dans la marmite, se trouve gâtée, et qu'il faut la jeter. Ce liquide est cependant déposé dans des vases placés dans une salle voûtée très-fraîche, et soustraite, autant que possible, à toutes les influences météorologiques.

On a aussi constaté la grande facilité avec laquelle la gélatine s'altère à la maison de refuge du faubourg Saint-Marceau, où l'appareil à la gélatine a fonctionné pendant plusieurs mois, sous la surveillance de M. Cochin. Cet administrateur, qui nous a permis d'invoquer son témoignage, nous a appris qu'on ne pouvait conserver l'eau gélatineuse qu'avec de très-grandes précautions ; qu'il fallait surtout laver les vases destinés à la contenir avec grand soin avec l'eau chlorurée, et que la plus légère négligence à cet égard était suivie de l'altération putride de l'eau gélatineuse. La maison de refuge fournissait de la dissolution gélatineuse à la maison de distribution de soupes de la Société Philanthropique de la rue du Battoir-Saint-Marcel ; ce liquide était apporté à cet établissement par des hommes, et dans des vases fermés et très-exactement lavés à l'eau chlorurée. Ces vases étaient vidés à la maison de la rue du Battoir, et rapportés immédiatement à la maison de refuge. Il n'y a qu'une distance de douze à treize cents pas environ de la maison de refuge établie rue de l'Oursine à la rue du Battoir-Saint-Marcel, et cependant, au retour, les vases répandaient une odeur putride qu'il fallait enlever avec l'eau chlorurée.

Nous savons que M. Valdruche, administrateur de la Société Philanthropique, qui nous a autorisés à le citer; M. Henry, pharmacien en chef des hôpitaux, et aussi administrateur de la Société Philanthropique, a également connaissance que l'eau gélatineuse apportée rue du Battoir-Saint-Marcel, avec toutes les précautions indiquées, se corrompait quelquefois presque immédiatement, et qu'il fallait la jeter. Il est même arrivé que la soupe préparée avec la dissolution s'est gâtée et a été perdue.

La viande que l'on a fait bouillir dans l'eau gélatineuse, pour la confection du bouillon, a une couleur rouge désagréable que ne présente pas la viande bouillie ordinaire. On pourrait peut-être expliquer cette circonstance par la présence d'une certaine quantité d'ammoniaque dans la dissolution gélatineuse.

M. d'Arcet a en effet reconnu que « les os ne pouvaient pas impunément être exposés à l'action de l'eau élevée à une haute température; que, dans une telle circonstance, une partie considérable de leur gélatine était convertie en ammoniaque. » Les os sont exposés dans les cylindres à l'action de l'eau en vapeur, à la température de 104 à 106 degrés centigrades.

Le bouillon préparé avec la dissolution de gélatine est trouble, légèrement visqueux; il présente une multitude de petites parcelles écumeuses qui nagent dans son milieu. On a été obligé, pour débarrasser ce bouillon d'une partie de ces petits corps qui le troublent, d'adopter l'usage de le passer au tamis. Malgré cette précaution, ce bouillon reste trouble, il l'est lorsqu'on l'extrait de la marmite, il le devient davantage en se refroidissant, il l'est encore dans les salles de l'hôpital, où il faut l'écumer de nouveau lorsqu'il y a été conservé pendant quelque temps avant d'être distribué aux malades. Il paraît, d'après les résultats des analyses de M. Henry fils, que ces parcelles écumeuses qui troublent le bouillon, sont formées par une savonule ammoniaco-calcaire qui résulterait de l'action de l'eau en vapeur sur les matières graisseuses, gélatineuses et calcaires des os.

M. d'Arcet, qui a aussi constaté la présence de ces parcelles qui troublent le bouillon fait avec la dissolution de gélatine, l'attribue à l'acidification de la graisse et à la conversion en ammoniaque d'une partie de la gélatine par l'action de la vapeur. Ces matières insolubles qui troublent le bouillon existaient aussi dans le bouillon qu'on faisait avec la gélatine des os extraite par le digesteur de Papin. C'est à cause d'elles que M. d'Arcet a modifié son premier appareil à extraction de la gélatine des os, en y introduisant un filet d'eau froide destiné à abaisser continuellement la température de la vapeur, et à entraîner, à mesure qu'elle se dissout, la gélatine des os. Cette modification n'a point, comme on le voit, atteint le but que s'est proposé son inventeur.

L'état trouble du bouillon où entre la dissolution gélatineuse, et l'impossibilité de le clarifier, ont été attribués par M. d'Arcet, d'après une note lue par M. Gaultier de Claubry, à la séance du 4 mai 1831, de la Société Universelle pour la propagation des sciences et de l'industrie, « à ce que l'on se servait d'os chargés de viande et de cartilages au lieu d'os bien nettoyés, et que ces substances étrangères se dissolvant en même temps que la gélatine, par l'eau condensée de la vapeur, sont précipitées quand la viande et les légumes que l'on ajoute à la dissolution rendent la liqueur acidule. » Si cette cause était réellement la seule qui pût produire un bouillon trouble, le bouillon de l'Hôtel-Dieu ne serait pas trouble comme il l'est, car les os desquels on extrait la gélatine sont nettoyés et dépouillés avec le plus grand soin de toutes les parties molles qui leur adhèrent, avant d'être brisés et introduits dans l'appareil. A l'hôpital Saint-Louis, les os ne sont pas nettoyés avec autant de soin qu'à l'Hôtel-Dieu; ils conservent des parties de cartilages et de fibro-cartilages qui leur adhèrent, ils contiennent une plus grande quantité de graisse, parce qu'ils n'ont subi qu'une ébullition, et cependant le bouillon préparé avec la dissolution gélatineuse qu'on y obtient est moins trouble que celui de l'Hôtel-Dieu, quoiqu'il ne soit pas encore parfaitement clair. Il faut attribuer cette circonstance à ce que l'eau gélatineuse n'entre que pour une plus faible partie, la moitié au plus, dans le liquide qui sert à la coction de la viande pour faire le bouillon, et peut-être, suivant le dire des personnes chargées, à l'hôpital Saint-Louis, de la préparation du bouillon, à ce que la proportion des légumes qu'on y ajoute égale presque la viande en poids.

Le défaut de limpidité du bouillon où entre la dissolution gélatineuse, est ce qui inspire le plus de répugnance à en faire usage.

Le bouillon préparé avec l'eau gélatineuse conserve une partie des mauvaises qualités de l'eau gélatineuse elle-même. Il a une odeur moins pénétrante, moins sapide que le bouillon ordinaire préparé à l'eau pure. Il retient de la saveur fade et nauséabonde de l'eau gélatineuse; cette saveur est surtout bien marquée lorsque ce bouillon a séjourné dans les salles de l'hôpital, sans être cependant encore gâté. Lorsqu'on le distribue le matin aux malades, à 5 ou 6 heures, dix-huit à vingt heures par conséquent après sa confection, il est trouble, épais, d'un aspect repoussant, couvert d'une écume épaisse et comme granuleuse, dont une portion nage dans son milieu.

Le bouillon où entre la dissolution de gélatine ne présente point les caractères d'un bon bouillon; il n'en a point aussi les qualités. Le bon bouillon a une odeur et une saveur pénétrante, aromatique, qui excite l'appétit. Il exerce sur l'estomac une action stimulante qu'il doit à l'osmazôme et à l'acide qu'il a puisés dans la viande, et surtout aux sels provenant de la viande, qui contribuent tant à donner au bouillon une saveur agréable; cette action rend la digestion facile, et les éléments stimulants dissous dans le bouillon donnent à ces produits la puissance nutritive qui constitue un bon aliment, surtout pour les malades.

Le bouillon fait avec la dissolution gélatineuse a les propriétés que les médecins veulent mettre en usage lorsqu'ils ordonnent le bouillon de veau ou de poulet, et encore n'a-t-il pas, comme ces derniers, l'arome et la saveur fournis par la viande qui a servi à les préparer; on retrouve dans ce bouillon la mauvaise qualité que la Faculté de Médecine de Paris, dans son rapport sur l'emploi comme aliment de la gélatine extraite des os par l'acide muriatique, attribuait à cette substance, lorsqu'elle disait : « La gélatine pure n'ayant aucune saveur par elle-même, n'offrirait pas au palais et à l'estomac des malades et des convalescents affaiblis par la maladie, cet appât et ce stimulant si nécessaires pour prendre et digérer cet aliment. »

Le bouillon préparé avec la dissolution gélatineuse, loin de stimuler le palais et les organes salivaires et d'exciter l'appétit, inspire du dégoût par son odeur et sa saveur désagréables ; il exerce sur l'estomac une action sédative qui rend sa digestion pénible et peut troubler les fonctions digestives. En dernier résultat, il ne fournit pour aliment qu'un produit dépourvu d'osmazône et nullement nutritif, ou au moins très-peu nutritif.

On peut modifier en partie l'aspect trouble et le goût désagréable du bouillon préparé avec l'eau gélatineuse par l'addition des légumes ; nous nous en sommes assurés par des expériences directes : c'est sans doute à cette circonstance de l'addition d'une plus grande quantité de légumes, que le bouillon de l'hôpital Saint-Louis doit ses qualités évidemment supérieures à celles du bouillon de l'Hôtel-Dieu, quoiqu'il soit encore bien loin d'avoir les qualités du bouillon préparé à l'eau sans addition de dissolution gélatineuse.

Nous avons fait préparer du bouillon ordinaire avec la même quantité de viande et de légumes que celle qui est ajoutée à l'eau gélatineuse pour faire le bouillon des malades ; nous avons ainsi obtenu un bouillon, très-léger à la vérité, mais qui avait une saveur et une odeur agréables, et n'offrait pas les inconvénients que nous avons reconnus au bouillon préparé avec l'eau gélatineuse.

Le bouillon fait avec la dissolution de gélatine a, comme cette dissolution elle-même, l'inconvénient de se putréfier plus facilement que le bouillon ordinaire fait sans addition de gélatine. Cette altérabilité communiquée au bouillon par la présence de la gélatine est un fait d'expérience journalière par la facilité avec laquelle s'altèrent le bouillon de veau et de poulet, qui contiennent une bien plus grande quantité de gélatine que les bouillons faits avec la chair d'animaux adultes ; il est aussi conforme à ce que l'on observe de l'extrême putrescibilité des tisanes dans lesquelles entre la gélatine.

Nous avons fait évaporer comparativement de la dissolution gélatineuse, du bouillon préparé avec cette dissolution et du bouillon préparé à l'eau pure, avec la proportion de viande ordinaire, et enfin du bouillon préparé aux légumes seuls. Voici les résultats de ces expériences comparatives sous le rapport de la qualité des extraits secs ainsi obtenus.

L'extrait fourni par l'évaporation de l'eau gélatineuse seule présente un corps transparent, dur, cassant, offrant tous les caractères de la colle de Flandre. Cet extrait est d'une saveur fade légèrement nauséabonde. Cette substance gélatineuse moins rapprochée, mais amenée seulement par l'évaporation à la consistance de colle, a un goût très-désagréable et nauséabond.

L'extrait obtenu du bouillon ordinaire des malades, préparé avec l'eau gélatineuse, est croquant sous la dent, très-salé, âcre, d'une saveur qui se rapproche de celle du fromage desséché. Cette saveur laisse un arrière-goût nauséabond qui reste long-temps dans la bouche. Cet extrait ne semble pas contenir d'osmazôme, ou au moins en contenir si peu, qu'elle ne se décèle, ni par son odeur, ni par sa saveur, ni par ses propriétés sapides stimulantes, qui rendent sa présence dans les aliments si utile et si agréable pour les organes digestifs.

Le bouillon du soir préparé avec la décoction des os non encore dépouillés des parties tendineuses et cartilagineuses qui leur adhèrent, et dans lequel l'eau gélatineuse entre également dans la proportion qui a été indiquée, fournit un extrait sec qui est aussi croquant sous la dent et excessivement salé ; il a une saveur repoussante très-nauséabonde.

Une décoction de bœuf seul préparée sans sel ni légumes, et dans les proportions ordinaires pour faire le bouillon, fournit un extrait modérément salé, d'une odeur et d'une saveur très-agréables, aromatiques, et d'une consistance élastique comme du caoutchouc.

L'extrait obtenu d'un bouillon de légumes simples, carottes et poireaux, est très-déliquescent, agréable et sucré, d'une odeur et d'une saveur très-aromatiques et très-sapides.

L'extrait sec du bouillon ordinaire, préparé dans les proportions déterminées par les réglements des hôpitaux (25 décagrammes de viande pour 60 centilitres d'eau), est d'une odeur et d'une saveur très-agréables légèrement alliacées ; il est salé, déliquescent et très-sapide.

La gélatine a été présentée par des auteurs comme un aliment très-nutritif. Si l'on recherche sur quoi se fonde cette assertion, on est surpris de ne trouver aucun fait positif qui leur serve de base. La seule raison sur laquelle on se fonde, c'est que la gélatine est contenue dans la viande et se trouve contenue dans le bouillon ordinaire en assez grande proportion ; ce motif aurait en effet quelque valeur, s'il était incontestable que la gélatine de la viande est identique à celle des os, et s'il était bien démontré que cette substance n'emprunte aucune propriété nouvelle à sa combinaison avec les autres éléments constitutifs de la viande qui se dissolvent avec elle.

Il est impossible de donner une mesure rigoureuse des propriétés nutritives d'une substance ; on peut cependant établir des règles pour les apprécier. Ces règles se trouvent dans l'odeur et la saveur de l'aliment, dans la facilité avec laquelle il est supporté par les organes digestifs, et enfin dans la puissance de ses propriétés restaurantes. Sous tous ces rapports, nous ne trouvons pas dans la gélatine les propriétés qui constituent un bon aliment : son odeur et sa saveur sont fades, désagréables, nauséabondes, au point que les animaux même ne veulent point eu manger lorsqu'elle est à l'état de pureté et dissoute dans l'eau.

Les organes digestifs supportent toujours difficilement les aliments peu sapides, et plus difficilement encore les aliments d'une saveur désagréable ; c'est d'ailleurs un fait d'observation journalière, qu'ils supportent difficilement les gelées animales dont la gélatine est la base ; si même on consulte l'appétence naturelle des organes pour cette substance, on trouve qu'à l'état de pureté, si sa saveur n'est relevée par aucun aromate, elle répugne aux organes digestifs.

Il est difficile d'apprécier les propriétés nutritives de la gélatine autrement que par des expériences directes, auxquelles il aurait été prudent de se livrer avec soin avant de mettre cette substance au nombre des aliments. Des essais faits par un jeune homme qui s'était adressé à M. Dupuytren, pour se soumettre à l'usage de cette substance, prouvent qu'il n'a point trouvé en elle un aliment suffisant et un aliment sans inconvénient pour les organes digestifs. Voici l'analyse de ces expériences, auxquelles s'est livré M. Jules Lecœur, élève des hôpitaux.

Le premier jour, 22 juin, M. Lecœur reçut le produit liquide de l'évaporation de 30 litres d'eau gélatineuse ; il contenait $0^{kil.}$,33 de gélatine sèche, et pesait 63 onces. De ces 63 onces, M. Lecœur prit 35 onces vers les midi, avec 3 ½ onces de pain ; il se sentit, dit-il, *plutôt saturé que rassasié;* il digéra avec beaucoup de peine cette faible quantité de gélatine dissoute, dont le goût lui revenait sans cesse ; il éprouva une très-grande soif et de fréquentes éructations ; à 3 heures il éprouvait le besoin de manger ; à 6 heures du soir, M. Lecœur prit les 28 onces de gélatine dissoute qui lui restaient avec 3 ½ onces de pain : il fut encore moins rassasié qu'à son premier repas, et sa digestion fut plus pénible qu'elle ne l'avait été le matin ; il éprouvait une soif excessive et des éructations continuelles. Au bout d'une heure, il fut tourmenté par la faim ; il fut obligé, pour mettre fin au besoin excessif qu'il éprouvait, à 10 heures du soir, de manger 15 onces de pain, et encore sentait-il la faim après ce repas. Pendant toute cette journée, M. Lecœur a beaucoup sué ; il s'est senti faible, mal à l'aise, et il a eu de fréquents borborygmes.

Le deuxième jour, M. Lecœur a pris le produit de l'évaporation de 30 litres de dissolution gélatineuse réduite à 29 onces, à son déjeûner, avec 4 onces de pain ; ce jour-là l'eau gélatineuse avait été aromatisée avec des carrottes et des oignons. Pendant une heure, pesanteur d'estomac, éructations continuelles et soif excessive comme la veille, et au bout de deux heures, faim très-vive. Le soir, M. Lecœur a dîné avec de la viande et d'autres aliments solides ; pendant toute la journée, il a été tourmenté par des flatuosités intestinales très-fétides et par des borborygmes.

Le troisième jour au matin, M. Lecœur avait une gastralgie intense ; sa langue était rouge, et il éprouvait la sensation d'une barre à l'épigastre et de la chaleur dans tout le trajet de l'œsophage ; le soir, il survint des selles liquides.

Le quatrième jour, M. Lecœur a pris de nouveau l'eau gélatineuse concentrée et aromatisée avec des légumes ; elle était plus concentrée que les jours précédents, ou plutôt elle était plus chargée de gélatine, puisque le vase, qui ne contenait que 9 ½ onces de la gélatine concentrée des jours précédents, contenait 16 onces de celle-ci ; il prépara à midi, avec cette dissolution gélatineuse, un potage au vermicelle, qu'il mangea sans répugnance et qu'il trouva d'un goût passable ; au bout de trois quarts d'heure, M. Lecœur fut repris de la pesanteur d'estomac, des borborygmes et de la soif ardente qu'il avait ressentis les jours précédents ; cet état dura jusqu'à 4 heures ; il fallut boire 48 onces d'eau pour étancher la soif ; le soir, il y eut trois selles liquides.

Il résulte des expériences auxquelles M. Lecœur s'est soumis, que la gélatine, administrée avec du pain et même aromatisée avec des légumes, a produit chaque fois un dérangement dans les fonctions digestives, annoncé par une soif vive, de la chaleur dans l'œsophage, des borborygmes, dela pesanteur d'estomac, des flatuosités fétides et des évacuations alvines liquides. L'appétit n'a, d'un autre côté, été que bien peu rassasié par une aussi grande quantité de liquide gélatineux mêlé au pain et au suc des légumes.

Les mauvaises qualités de la dissolution gélatineuse employée à l'Hôtel-Dieu pour faire le bouillon, ne dépendent pas du mode de préparation de cette substance, puisque l'analyse que nous en avons faite prouve que cette dissolution contient de la gélatine de très-bonne qualité, et présentant tous les caractères que doit offrir cette substance bien préparée. Nous devons cependant insister sur toutes les précautions qu'il faut prendre pour extraire ainsi des os un produit aussi parfait que possible. M. d'Arcet, dans les nombreux écrits qu'il a publiés sur ce procédé d'extraction de la gélatine des os par la vapeur, a bien signalé toutes ces précautions et leur importance. Cette nécessité de précautions continuelles et multipliées dans la direction de l'opération, est un grand inconvénient, puisqu'il faut bien, en définitive, que cette direction soit abandonnée à des mains toujours peu éclairées et souvent très-négligentes.

On peut apprécier avec une exactitude suffisante les propriétés nutritives du bouillon préparé à l'Hôtel-Dieu avec la dissolution gélatineuse, comparativement à celles du bouillon ordinaire, par les résultats comparatifs de l'analyse des différentes espèces de bouillon et du bouillon fait avec l'eau gélatineuse.

La dissolution gélatineuse sortant des cylindres contient 0,011 de gélatine sèche, d'après des analyses répétées séparément par MM. Henry et Duval. Les proportions pour la confection du bouillon sont 120 kilogrammes de viande pour 400 litres d'eau gélatineuse et 200 litres d'eau pure. Le bouillon contient donc b suc extrait par l'ébullition de 120 kilogrammes de viande, plus la gélatine contenue dans 400 litres d'eau gélatineuse , c'est-à-dire 4kil., 4 de gélatine. Ces 4kil.,4 de gélatine représentent, dans le bouillon , le suc de 130 kilogrammes de viande avec les os, ou le suc de 110kil,5 de viande désossée, puisque , pour préparer le bouillon à l'eau pure sans gélatine, on employerait 250 kilogrammes de viande pour 600 litres d'eau. 110kil,5 de viande désossée donnent, par l'ébullition dans l'eau, tant en parties solubles qu'en eau qui était contenue dans la viande, en admettant qu'une grande partie de cette eau ne reste pas dans le bouilli, 55kil,25 des sucs solubles, composés de gélatine, d'osmazôme, de graisse, de sel, de la viande, etc. La quantité de matière nutritive de 55kil,25, de sucs solubles de la viande excède certainement celle de 4kil,4 de gélatine, et fournit un aliment d'une très-bonne qualité. On arrive ainsi à établir que la substitution du procédé de confection du bouillon par l'eau gélatineuse au procédé ancien, a affaibli la qualité nutritive du bouillon ; on peut d'ailleurs établir directement ce fait par une analyse directe et comparative des différents bouillons préparés par divers procédés. Voici les résultats de cette analyse à laquelle nous avons procédé :

1° Le bouillon ordinaire des malades de l'Hôtel-Dieu, préparé avec l'eau gélatineuse, donne en produit sec. . .   9,25

2° Le bouillon du soir, dit bouillon maigre, aussi préparé avec l'eau gélatineuse.   6,00

3° Le bouillon, préparé avec la quantité de viande ordinaire et l'eau pure.   11,00

4° Le bouillon, préparé par la Compagnie Hollandaise..   14,50

Nous avons déjà signalé les différences de qualités que présentent ces extraits secs, suivant le bouillon dont ils proviennnent.

Si l'on considère la petite proportion de gélatine que contient la dissolution gélatineuse, on se demande si la faible proportion de matière supposée nutritive qu'elle apporte dans la quantité de bouillon d stinée à chaque malade mérite d'entrer en balance avec les mauvaises qualités qu'elle lui communique. L'eau gélatineuse entre pour les deux tiers dans le bouillon des malades ; c'est donc les quatre sixièmes d'une livre que chaque malade reçoit pour sa portion d'une livre de bouillon. Ces quatre sixièmes d'une livre représentent au plus, avant l'évaporation, cinq sixièmes d'une livre d'eau gélatineuse, qui représentent 0liv,0091 de gélatine.

Les conséquences de l'examen dont nous venons de vous présenter les résultats sous le rapport de la qualité du bouillon préparé avec la dissolution de la gélatine extraite des os par la vapeur sont :

1° Que ce bouillon emprunte à la dissolution de gélatine toutes les mauvaises qualités ;

2° Qu'il est plus putrescible que le bouillon préparé par l'ancien procédé ;

3° Qu'il est d'une saveur désagréable, qui va même jusqu'à inspirer un véritable dégoût ;

4° Qu'il est moins digestible que le bouillon ordinaire, et qu'il peut même déranger les fonctions des organes de la digestion ;

5° Qu'il contient une moins grande quantité de matière nutritive que le bouillon préparé par l'ancien procédé ;

6° Que cette matière nutritive est d'une qualité inférieure à celle que contient le bouillon ordinaire.

Paris, 8 novembre 1831.

Ce Rapport est signé par :

MM. Petit, Récamier, Caillard, baron Dupuytren, Breschet, Guéneau de Mussy, Honoré Husson, Sanson, Magendie, Bailly, Henry, Duval et Gendrin, médecin de l'Hôtel-Dieu par intérim, rapporteur.